ERSTE HILFE BEI DROGENVERGIFTUNGEN

Richi Moscher

Too Much

Erste Hilfe bei Drogenvergiftungen

Der Grüne Zweig 172

Impressum

Richi Moscher
Too Much
Erste Hilfe bei Drogenvergiftungen
Der Grüne Zweig 172

Idee & Ausführung & Satz: Richi Moscher
Für Korrekturen und Verbesserungsvorschläge dankt der Autor Dr. Karl Geck, Ronald Rippchen, Christian Rätsch und insbesondere Bernd Marco Schuldes.
Illustrationen von verschiedenen Intoxikierten, aus W. P.'s psychedelischen Malbüchern.
Der Text „Was tun bei Drogenproblemen?" wurde teilweise der Partydrogen-Broschüre der Berliner Arbeitsgruppe „Eve & Rave" entnommen.
Gestaltung: Petra Petzold & Ronald Rippchen
Druck: Fuldaer Verlagsanstalt

Werner Pieper's MedienXperimente
Alte Schmiede
D-69488 Löhrbach
Fax 06201 / 22585

ISBN 3-925817-72-7

Warum dieses Buch?

Innerhalb eines Jahres starben zwei gute Bekannte an den Folgen relativ „harmloser" Drogenvergiftungen, weil die behandelnden Ärzte unfähig waren geeignete Maßnahmen durchzuführen …
Ich selbst geriet durch die (undokumentierte) Wechselwirkung zweier rezeptfreier Medikamente in eine lebensbedrohliche Bluthochdruckkrise, bei der sich der Arzt in der „Gift-Notaufnahme" des städtischen Krankenhauses Nürnberg außerstande sah, angemessene Gegenmaßnahmen zu ergreifen. Zahlreiche Gespräche mit Drogenbenutzern und Personen, die sich (versehentlich) mit irgend etwas vergiftet haben, bestätigen ein beängstigendes Informationsdefizit seitens der Ärzteschaft.
Hinzu kommt, daß gerade Drogenbenutzer Angst haben, den Notarzt zu rufen, da sie Komplikationen mit der Polizei fürchten. Auch dies hat leider schon zu allzuvielen Todesfällen geführt. Diese Broschüre möchte deshalb in gedrängter Form alle notwendigen Informationen geben, mit denen ein Laie gegen die meisten Formen von Vergiftung selbständig vorgehen kann, falls kein Notarzt erreichbar ist. Dies ist um so notwendiger, als bei manchen Vergiftungen (z.B. Heroin) nur wenige Minuten für Rettungsmaßnahmen bleiben – viel zuwenig Zeit, um die Ankunft des Rettungswagens abzuwarten. Diese Broschüre soll Ärzten, Drogenbenutzern und Laien helfen, Leben zu retten. Angst vor der Polizei ist grundsätzlich unnötig: Der Arzt ist an seine Schweigepflicht gebunden. Er darf keinem Außenstehenden über den Vorgang Auskunft geben, auch nicht der Polizei! Falls notwendig, sollte er ausdrücklich darauf hingewiesen werden. Der Autor weiß aus eigener Erfahrung, daß hier ein deutlicher Hinweis (notfalls mit Klagedrohung) immer erfolgreich ist. Auf keinen Fall können

die in diesem Heft gegebenen medizinischen Hinweise die Behandlung durch einen Facharzt ersetzen.
Wann immer es möglich ist, sollte in bedrohlichen Umständen unbedingt ein Arzt hinzugezogen werden. Selbstmedikation ist nur angezeigt, wenn Du über außerordentlich weitreichende medizinische Kenntnisse verfügst und kein Notarzt erreichbar ist!

Ein Hinweis zu den genannten Medikamenten: Ich habe mich bemüht mehr oder weniger bekannte Markennamen (z.B. „Valium") in Anführungszeichen zu setzen, den Wirkstoff selbst (z.B. Diazepam) jedoch normal zu schreiben. Wer sich ernsthaft mit dem Thema Vergiftung und ihre Bekämpfung beschäftigen möchte, kommt nicht umhin sich mit den entsprechenden Präparaten auseinanderzusetzen, d.h. die Beipackzettel zu lesen. Sämtliche Beipackzettel sind in den sog. „gelben" und „roten Listen" enthalten, die sämtlichen Ärzten zur Verfügung stehen. Da vierteljährlich eine neue „gelbe Liste" erscheint, läßt sich mit etwas gutem Willen ein freundlicher Arzt finden, der einem eine ältere Ausgabe überläßt.
Wer sich aus Sicherheitsgründen zur Vorsorge ein Gegenmittel (z.B. Naloxon bei Heroingebrauch) besorgen will, muß sich sowieso gründlich informieren und mit einem Arzt seines Vertrauens beraten.
Drogen und Gifte werden nicht verschwinden, am allerwenigsten durch eine kriminalisierende Drogenpolitik.
Wer Kinder, Freunde, Eltern, Geschwister oder sonstwen hat, den er mag und der mit Drogen hantiert, der sollte sich genauso über Erste-Hilfe-Maßnahmen informieren, wie dies z.B. zur Führerscheinprüfung Pflicht ist.
Wenn Du selbst Drogen nimmst, solltest Du auch genügend Verantwortungsgefühl besitzen, um Dich mit den Risiken und ihrer Minimierung auseinanderzusetzen.

Die wenigsten akuten Drogenvergiftungen sind wirklich lebensgefährlich. Unangenehmes Vergiftungsgefühl, Paranoia mit nachfolgenden „Ausrastern“ wie Hyperventilation, Todes- und Erstickungsängste sind gerade bei ungewohnten Drogen „normal“. Hier ist zwischenmenschlicher Zuspruch, d.h. beruhigendes Zureden, an die frische Luft gehen, den anderen von seiner Panik „runterreden“ etc. sicherlich der geeignete Weg. Allerdings sollte man hier zwischen gefährlichen Vergiftungen und „normaler Paranioa“ unterscheiden können. Bei ernsthaften Vergiftungen darf auf ärztliche Hilfe nicht verzichtet werden.

Allgemeine Maßnahmen

5-Finger-Regel bei Vergiftungen:
Bei der Behandlung einer akuten Vergiftung sind 5 wesentliche Regeln zu beachten:

- Giftentfernung (Erbrechen, Abwaschen, etc.)
- Gegenmittel verabreichen
- Elementarhilfe (s. nächstes Kapitel)
- Transport
- <u>Sicherstellung des Giftes für die Analyse im Krankenhaus</u>

Wenn Du nicht weißt, welches Gift genommen wurde, mußt Du Dich auf Giftentfernung und Elementarhilfe konzentrieren.
Versuche dabei nicht, den Helden zu spielen: **Wenn Du Dir nicht absolut sicher bist, daß Du die Situation 100% im Griff hast, muß unbedingt der Notarzt verständigt werden!**
Wenn der Vergiftete die Substanz mit dem Mund aufgenommen hat und bei klarem Bewußtsein ist, sofort Erbrechen auslösen: Finger in den Hals und/oder viel gesättigtes warmes Salzwasser trinken lassen.
Achtung: Dies gilt nicht für Kinder! Hier verdünnten Fruchtsaft zu trinken geben!

Bewußtlosigkeit:

Flache Bauchlage, ohne Kopfkissen, Kopf zur Seite und nach hinten geneigt. Fenster auf. Auf keinen Fall Milch, Alkohol oder Rizinusöl geben. Überprüfen, ob der Vergiftete ausreichend atmet. Ansonsten künstlich beatmen. (s. Elementarhilfe).

Elementarhilfe

Die in diesem Kapitel beschriebenen Maßnahmen können wirklich über Leben und Tod entscheiden. Du solltest Dich deshalb mit ihnen vertraut machen und sie üben, damit Du sie im Ernstfall beherrscht. Hilfreich sind hier z.B. die kostenlosen Erste-Hilfe-Kurse des Roten Kreuzes.

Die wichtigsten lebensrettenden Maßnahmen sind:

1. Atemhilfe
2. Kreislaufhilfe

Wenn der Vergiftete länger als 3,5 Minuten nicht atmet, können nicht umkehrbare Hirnschäden und der Tod die Folge sein. Ähnliches gilt für den Herzstillstand.

Atemhilfe:

Wenn die Atemwege nicht frei sind: Bauchlage, Kopf zur Seite, nach hinten (in den Nacken) überstrecken. Falls Erbrochenes oder anderes die Atmung versperrt, dieses entfernen.

Bei Atemlähmung:

Sofort mit der künstlichen Beatmung beginnen: (seitliche) Bauchlage, Kopf zur Seite, nach hinten überstrecken. Erbrochenes o. ä., was die Atemwege blockieren könnte, entfernen. Oft setzt hier bereits die Atmung wieder ein.
Falls nicht, den Bewußtlosen auf den Rücken legen. Mit der einen Hand auf die Stirn, mit der anderen den Kiefer andrükken. Den Mund fest über die Nase des Bewußtlosen stülpen (bei Ekelgefühlen Taschentuch dazwischen) und kräftig Luft

in die Lungen pusten. Während Du selbst tief Luft holst, auf den Bauch des anderen schauen, ob dieser sich senkt und Luft entweicht.
Falls nicht, die Hand vom Kinn nehmen, damit Luft über die Lippen entweichen kann.
Dauer: 5 – 20mal wiederholen. Spätestens nach dem 20ten Mal eine Erholungspause von einer halben Minute einlegen. Dann ruhig und ohne Anstrengung im eigenen Atemrhythmus weiter beatmen, auch wenn der Vergiftete noch keine Reaktion zeigt. Während Deiner Atemspende wird der andere auf jeden Fall mit Sauerstoff versorgt, also jede Panik und Überanstrengung vermeiden.
Sollte die Atemspende über die Nase nicht möglich sein, so kann diese auch über den Mund geschehen.

Kreislaufhilfe

Bei Herzstillstand (kein Puls, fehlende Herztöne) sofort mit der Wiederbelebung beginnen: den Bewußtlosen flach auf den Rücken legen und dann beide Hände übereinander auf das Brustbein legen (das ist in der Mitte des Brustkorbs, an der Stelle, wo die geschlossenen Rippen aufhören). Jetzt im Rhythmus einmal pro Sekunde **kräftig** drücken, bis das Herz wieder zu schlagen beginnt. Die Herzmassage auf keinen Fall zu zaghaft angehen!
Gleichzeitig muß eine zweite Person Atemspende geben. Bist Du allein, mußt Du beides abwechselnd machen: Nachdem Du 4mal tief beatmet hast, fühlst Du den Puls. Ist dieser nicht tastbar, fährst Du mit der Wiederbelebung wie folgt fort: 5mal, einmal pro Sekunde, das Brustbein niederdrücken, dann einmal beatmen. Das ganze so lange fortsetzen, bis Kreislauf und Atmung wieder selbständig arbeiten oder der Arzt eintrifft.

Wie erkenne ich eine Vergiftung?

Vergiftungen können über die Atmung (Rauch), den Magen (Trinken, Essen), die Haut (z.B. Verätzungen) und über Injektionen entstehen.
Die in dieser Broschüre beschriebenen Vergiftungen sind meist auf Überdosierungen von Drogen zurückzuführen.
Vorteil: Die verabreichte Substanz ist prinzipiell bekannt, was die Behandlung erleichtert. Nachteil: Die meisten Drogen werden entweder geraucht, geschnupft oder gespritzt, was eine Giftentfernung praktisch unmöglich macht.
Drogenkonsumenten, die eine Überdosis erwischt haben, bekommen dies meist unmittelbar zu spüren, da die Wirkung schneller und stärker eintritt, als erwünscht. Erfahrene User merken auch sehr schnell, daß „etwas nicht stimmt“, die Droge also z.B. mit giftigen Streckmitteln gepanscht ist. Hier muß schnellstens gehandelt werden: Notarzt rufen und Elementarhilfe leisten, da innerhalb kürzester Zeit Bewußtlosigkeit, Atemlähmung und Herzstillstand eintreten können.
Heroinüberdosen sind leicht daran zu erkennen, daß die Nadel meist noch in der Vene steckt, während der Vergiftete bereits bewußtlos ist. Wenn vorhanden, sofort „Naloxon“ injizieren und Elementarhilfe leisten, da sonst innerhalb kürzester Zeit der Tod durch Ersticken eintritt.
Vorzeichen einer (unabsichtlichen) Vergiftung sind oft: Allgemeines Unwohlsein, Benommenheit, Brechreiz, unnatürlich erweiterte Pupillen (Nachtschattendrogen und Ecstasy), unnatürlich verengte Pupillen (Opiate), reduzierte Ansprechbarkeit, Halluzinationen und diffuse Angstzustände.
Hier sollte unbedingt nachgefragt werden, was der Kranke zu sich genommen hat. Falls noch Reste vom Gift vorhanden sind, diese unbedingt aufbewahren, damit sie im Krankenhaus untersucht werden können.

Ist der Klient bereits bewußtlos, sollten Atmung und Puls überprüft werden. Der Puls sollte nicht wesentlich 60 – 90 Schläge unter- oder überschreiten. Falls der Puls am Handgelenk nicht tastbar ist, kann er an der Halsschlagader gefühlt werden.
Die Pupillenreflexe können mit einer Taschenlampe überprüft werden: Augenlid öffnen und mit der Taschenlampe auf die Pupille leuchten, diese muß sich dann verengen (zusammenziehen). Dieser Test ist jedoch nur möglich, wenn keine Opiatvergiftung vorliegt, da hier die Pupillen grundsätzlich unnatürlich verengt sind.
Bei Vergiftungen mit Nachtschattendrogen (Tollkirsche, Datura, Stechapfel, Bilsenkraut, Alraune, Mandragora, etc.) können umgekehrt die Pupillen so extrem erweitert sein, daß sie ebenfalls nicht auf Licht reagieren.
Ein weiterer Test besteht in der Zufügung von Schmerz: Zwicken, Kneifen, notfalls Ohrfeigen sollten entsprechende Reaktionen auslösen. Findet keinerlei Reaktion statt, müssen sofort lebensrettende Maßnahmen eingeleitet werden! Zu beachten ist, daß bei Opiaten die Schmerzempfindlichkeit grundsätzlich stark reduziert ist.
Der vielleicht einfachste und sicherste Test ist der Armreflextest: Lege den Bewußtlosen auf den Rücken, hebe einen seiner Arme und lasse ihn auf sein Gesicht fallen. Liegt keine schwere Vergiftung vor, sondern nur ein Rauschschlaf, so wird die Hand instinktiv neben das Gesicht fallen. Trifft die Hand das Gesicht, muß von einer schweren Vergiftung ausgegangen werden. In diesem Fall den Vergifteten in Seitenlage bringen (siehe Elementarhilfe), damit die Atemwege frei bleiben, und den Notarzt rufen. Wenn Atmung und Kreislauf halbwegs stabil sind, bleibt genügend Zeit bis zum Eintreffen des Notarztes.

Was tun im Drogennotfall?

Grundsätzlich solltest Du Dich allzeit bereit halten, Leuten, denen es sichtbar schlecht geht, zu helfen, Manchmal helfen schon Anteilnahme, Handhalten, Streicheln, Umarmen, Zureden, Frischluft und warmer Tee oder einige Schluck Wasser, um jemanden wieder aus einer Krise zu holen.

Bei Substanzen wie MDMA und LSD kommt es auch sehr stark auf Set & Setting an, d.h. die Stimmung, den Geisteszustand beim Einnehmen der Substanz und die Umgebung, in der man den Trip genießen will. In hektischer Umgebung kommt man schneller auf einen paranoiden Trip als in einer ruhigen. Im Notfall entsprechend die Szene wechseln, Ängste verstärken bei vielen Substanzen vorhandene Symptome nur. Deshalb solltest Du neben ganz praktischer Hilfe Körperkontakt und einfühlsamen Zuspruch anbieten. Versuche Fremdheitsgefühle und Berührungsängste zu überwinden, wenn es ums Überleben geht.
Denk dran, daß es Dir selbst mal ebenso schlecht gehen kann- wie anderen.
Bei allen gängigen Drogen aus dem Formenkreis der Halluzinogene kommen wirklich lebensbedrohliche Situationen nur sehr selten vor. Die seelische Komponente ist hier viel wichtiger! Der Hinweis, daß die unangenehmen Effekte in spätestens einigen Stunden vorbei sein werden und zuckerhaltige Getränke können hier zu einer raschen Besserung des Zustandes führen. Bei diesen Substanzen würde ich auch vor einem allzu voreiligen Rufen des Notarztes abraten: Ein Horrortrip wird durch Ärzte, Krankenhaus und eventuell Psychiatrie nicht unbedingt besser.

Nicht oft genug kann darauf hingewiesen werden, daß man psychoaktive, bewußtseinsbewegende Substanzen nur von Menschen akzeptieren sollte, zu denen man ein starkes Vertrauensverhältnis hat. Menschen, denen man keinen Gebrauchtwagen abkaufen würde, sollte man nicht sein Gehirn ausliefern!

Wie finde ich die richtige Notfalladresse?

Wenn Du gefährliche Substanzen nimmst, solltest Du unbedingt einen Arzt haben, den Du ins Vertrauen ziehst. Er wird Dich am besten beraten können, was Du im Falle einer Überdosis tun kannst. Von ihm kannst Du auch erfahren, über welche Telefonnummer Du notfalls den geeigneten Rettungsdienst rufen kannst.

Hast Du keinen Arzt und liegt bereits ein Notfall vor, rufe die Feuerwehr (112) an! In vielen Städten sind die Rettungsdienste mit der Feuerwehr verbunden. Wo dies nicht der Fall ist, wird man Dich umgehend an die richtige Stelle weiterleiten. Wenn es um Minuten geht, weil z.B. der Vergiftete nicht mehr atmet, mache dies dem Menschen am anderen Ende der Leitung auch unmißverständlich, aber möglichst ruhig, klar. Nur so kannst Du sicherstellen, daß schnellstmöglich jemand kommt. Wenn Du weißt, um was für eine Vergiftung es sich handelt, verlange den Notarzt zu sprechen und fordere ihn auf, die entsprechenden Gegenmittel mitzubringen. Wenn dies nicht gehen sollte, teile die Gegenmittel der Person mit, die den Arzt verständigt.
Gib, wenn es irgend geht, eine Telefonnummer an, unter der man Dich erreichen kann. Wenn Du Angst vor der Polizei hast, nenne einfach einen falschen Namen. Wenn Du schwer zu finden bist, vereinbare ein Zeichen, z.B. Licht an beim vor der Tür geparkten Auto, der Rettungswagen soll hupen, wenn er in Deine Straße kommt, usw.
Wenn Du Pech hast kommt jemand, der als Rettungsarzt nicht geeignet ist und lediglich anordnet, daß der Vergiftete ins Krankenhaus gebracht wird. Bei wirklich schweren Fällen bestehe darauf, daß der Arzt an Ort und Stelle erste Hilfe zu lei-

sten hat! Notfalls drohe ihm mit Klage wegen unterlassener Hilfeleistung. Nachfolgend findest Du eine Adressenliste mit Telefonnummern, an die man sich bei Vergiftungsfällen wenden kann. Verspreche Dir aber nicht zuviel davon: Viele Nummern sind nur unzureichend oder inkompetent besetzt.

Informationszentren für Vergiftungsfälle

In folgenden Krankenanstalten und Kliniken bestehen offizielle Informationszentren für Vergiftungsfälle. Diese Zentren geben Tag und Nacht telefonisch Auskunft, ihnen liegt die vom Bundesgesundheitsamt zusammengestellte Informationskartei über toxische Stoffe vor, die in Haushalts-, Pflanzenschutz- und Schädlingsbekämpfungsmitteln enthalten sind.

Zentren mit durchgehendem 24-Stunden-Dienst:

14059 Berlin: Beratungsstelle für Vergiftungserscheinungen und Embryonaltoxikologie, Pullstraße 3–7, Tel. (030) 19240

13353 Berlin: Virchow-Klinikum, Giftinformationszentrum, Augustenburger Platz 1, Tel. (030) 450-53555/-53565, Fax 450-53915

53113 Bonn: Informationszentrale gegen Vergiftungen, Universitäts-Kinderklinik, Adenauerallee 119, Tel. (0228) 287-3211, Fax 287-3314

38126 Braunschweig: Med. Klinik II des Städt. Klinikums, Salzdahlumer Straße 90, Tel. (0531) 62290, Zentrale 595-0

28205 Bremen: Kliniken der Freien Hansestadt Bremen, Zentralkrankenhaus, St. Jürgen-Straße, Tel. (0421) 497-5268/-3688

99089 Erfurt: Gemeinsames Giftinformationszentrum der Länder Mecklenburg-Vorpommern, Sachsen, Sachsen-Anhalt und Thüringen, c/o Klinikum Erfurt, Nordhäuser Straße 74, Tel. (0361) 73073-0, Fax 73073-17

70196 Freiburg: Informationszentrale für Vergiftungen, Universitäts-Kinderklinik, Mathildenstraße 1, Tel. (0761) 27043-61, Zentrale: 27043-00/01, Fax 2704457

37075 Göttingen: Universitäts-Kinderklinik und Poliklinik + Notfallambulanz, Robert-Koch-Straße 40, Tel. (0551) 3962-39/10.

66421 Homburg/Saar: Universitätsklinik für Kinder- und Jugendmedizin, Tel. (06841) 162257 und 162846.

24105 Kiel: Zentralstelle zur Beratung bei Vergiftungsfällen, I. Medizinische Universitätsklinik, Schittenhelmstraße 12, Tel. (0431) 5974268, Zentrale: 597-0, Fax 597-1302.

67063 Ludwigshafen: Klinikum der Stadt Ludwigshafen, Bremserstraße 79, Tel. (0621) 503-3030, Fax 503-3033.

55131 Mainz: Beratungsstelle bei Vergiftungen, II. Medizinische Klinik u. Poliklinik der Johannes-Gutenberg-Universität, Langenbeckstraße 1, Tel. (06131) 232466/Fax 176605.

81675 München: Arbeitsgemeinschaft Giftnotruf e.V., Ismaninger Straße 22, Tel. (089) 4140-2241.

81675 München: Giftnotruf München (Toxikologische Abteilung der II. Med. Klinik rechts der Isar der TU), Ismaninger Straße 22, Tel. (089) 4140-2211, Fax (089) 4140-2467.

48149 Münster: Beratungs- und Behandlungsstelle für Vergiftungserscheinungen, Medizin. Universitäts-Klinik Abt. B, Albert-Schweitzer-Straße 33, Tel. (0251) 836245 und 836188, Zentrale: 831.

90419 Nürnberg: 2. Medizinische Klinik der Städt. Krankenanstalten, Flurstraße 17, Tel. (0911) 3982451, Zentrale: 3981.

66119 Saarbrücken: Kliniken der Stadt Saarbrücken Winterberg, Theodor-Heuss-Straße, Tel. (0681) 963-2643/2544, Zentrale: 963-0, Fax 963-2476.

Zentren mit noch nicht durchgehendem 24-Stunden-Dienst:

38106 Braunschweig, Institut für Pharmakologie und Toxikologie der Technischen Universität, Mendelssohnstraße 1, Tel. 0531 3915665

37075 Göttingen: Zentrum Pharmakologie und Toxikologie, Robert-Koch-Straße 40, Tel. 0551 395300

35033 Marburg: Institut für Pharmakologie und Toxikologie, Karl-von-Frisch-Str. 1, Tel. (06421) 28-2262, Fax 28-2291.

26871 Papenburg: Marienhospital, Pädiatrische Abteilung, Hauptkanal rechts 75, Tel. (04961) 930.

Mobile Gegengift-Depots:

81675 München: Giftnotruf München, Toxikologische Abteilung der II. Medizinischen Klinik der TU München, Tel. (089) 4140-2211, Fax 4140-2487; oder über die Berufsfeuerwehr München (innerhalb des Ortsnetzes): 112.

46047 Oberhausen: Städtische Feuerwehr, Brücktorstraße 20, Tel. (0208) 8585-1 oder Notruf 112.

Giftentfernung

Wie wurde das Gift aufgenommen?
Wo befindet es sich?
Wie kann es entfernt werden?

Bei Giftaufnahme über den Mund so früh wie irgend möglich Erbrechen auslösen. Erbrechen darf jedoch nicht ausgelöst werden, wenn der Vergiftete schon Bewußtseinstrübungen hat oder Vergiftungen durch Verätzungen vorliegen.
Erbrechen wird durch viel warmes Salzwasser (nicht bei Kindern), das schnell getrunken wird, ausgelöst. Falls dies nicht ausreicht, den Finger in den Hals stecken.

Verätzungen des Auges:

Das Auge sofort unter den nächsten Wasserhahn (notfalls Milch, Tee) und mindestens 10 Minuten lang spülen, um den möglichen Verlust der Sehkraft zu verhindern. Erst dann ins Krankenhaus.

Verätzungen oder Vergiftungen der Haut:

Betroffene Hautstellen 10 Minuten lang spülen. Falls möglich mit Seife reinigen.

Vergiftung über die Atmung:

Sofort reichlich frische Luft zuführen. Falls vorhanden eventuell Sauerstoffgerät anwenden.

Vergiftung durch Spritzen:

Hier ist keine direkte Giftentfernung möglich. Das Gift kann nur durch das Spritzen von 0,3% Kochsalzlösung verdünnt werden. Der Nutzen dieser in Junkie-Kreisen gängigen Praxis ist umstritten, aber manchmal – wenn kein Notarzt erreichbar ist – die letzte Chance. Wenn das Gift bekannt ist (z.B. Heroin), kann ein Gegenmittel gespritzt werden (bei Heroin: „Naloxon"). Die möglichen Gegenmittel sind bei den jeweiligen Substanzen genannt und im Kapitel „Gegenmittel" stichwortartig aufgeführt. Atemspende, Kreislaufhilfe sind am wichtigsten. Notarzt rufen, Spritze fürs Krankenhaus aufheben!

Medikamentöse Gegenmittel

Hinweise für den Notarzt:
Die Verabreichung von Gegenmitteln sollte nur durch den Notarzt geschehen. Du solltest niemals aus (unbegründeter!) Angst vor der Polizei ein Gegenmittel geben, ohne ganz genau zu wissen, was Du tust.
Gegenmittel sind oft gefährlicher als die Droge selbst, also Vorsicht!

Alkohol	Chlorethiazol, Adrenalin, Atemhilfe, Kreislaufhilfe
Haschisch	nicht notwendig, in Ausnahmefällen „Novadral", Koffein, Diazepam
LSD	nicht notwendig, in Ausnahmefällen Diazepam, zuckerhaltige Flüssigkeit
Hexendrogen	Diazepam, Beta-Blocker
Heroin	„Naloxon", Atemspende, Kreislaufhilfe (s. Elementarhilfe)
Speed	Diazepam, Beta-Blocker, „Imap"
Ecstasy	Diazepam in niedriger (!) Dosis, reichlich Flüssigkeit, Zucker
Anabolika	nicht notwendig, absetzen
Schlafmittel	Kreislaufmittel, Aufputschmittel
Kokain	Diazepam, „Imap"
Chinin	(Streckmittel bei Heroin) Beta-Blocker, Sauerstoff
Strychnin	(Streckmittel bei Heroin) bei Krämpfen: Diazepam, sehr viel Zuckerwasser trinken
Fentanyl	wie Heroin

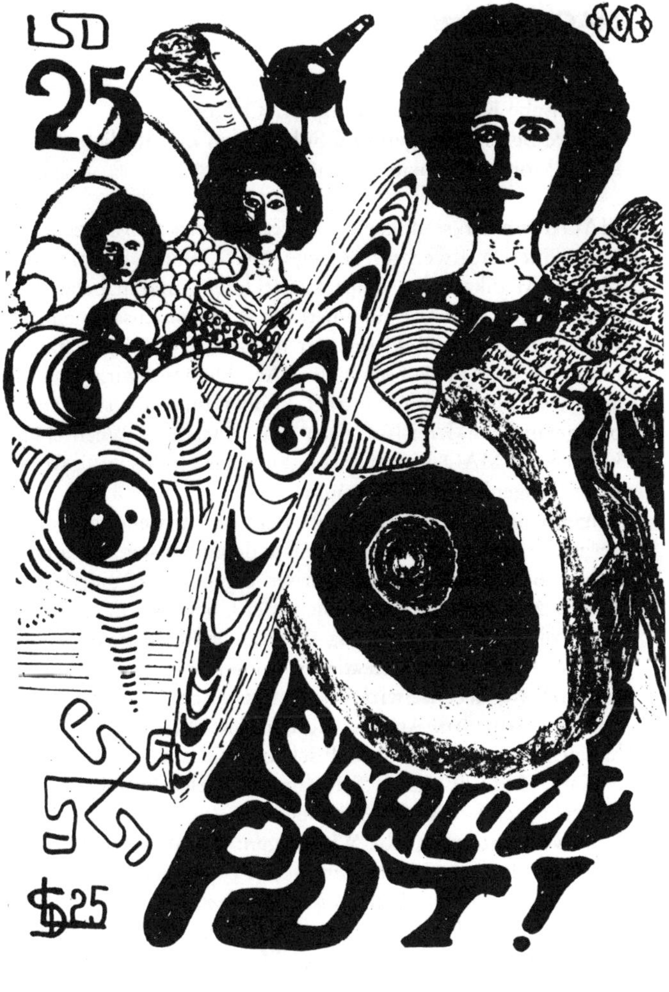
LSD
25
LEGALIZE
POT!
$25

MAO-Hemmer

Chemische Kurzbezeichnung: MAO-Hemmer
Andere Bezeichnungen und Substanzen mit ähnlicher Wirkung: Monoaminooxidasehemmer

MAO-Hemmer sind keine Droge, sondern Substanzen, die bestimmte Stoffwechselvorgänge im Gehirn beeinflussen. Manche Medikamente (Beipackzettel lesen!) und manche Drogen wirken als MAO-Hemmer. Über diesen Zusammenhang sollte jeder Bescheid wissen, der mehrere Drogen gleichzeitig nimmt: Wenn eine Substanz als MAO-Hemmer wirkt und die andere sich nicht damit verträgt, können unter Umständen lebensgefährliche Kreislaufkrisen u.ä. entstehen. Wechselwirkungen mit MAO-Hemmern sind mit das größte akute Risiko beim Drogenkonsum überhaupt.
Allgemeine Gefährlichkeit: bei richtiger Anwendung relativ gering, bei Wechselwirkungen mit anderen Substanzen können sich jedoch tödliche Kreislaufkrisen ergeben. Die individuelle Toleranz ist sehr unterschiedlich. Bei Überdosierung kann es auch ohne Wechselwirkung mit anderen Mitteln zu lebensgefährlichen Komplikationen kommen.
Gefährliche Wechselwirkungen mit anderen Substanzen: Alkohol, Bananen, Ananas, Koffein, alter Käse, alle tyrosinhaltigen Lebensmittel (z.B. Fisch und Geflügelleber), Speed, Kokain, LSD, Ecstasy, Schlafmittel, viele Antihistaminika (Mittel gegen Stress und Allergien).
Unerwünschte mögliche Wirkungen: Unruhe, Angstzustände, Muskelzittern, Halluzinationen. Lebensgefährlicher Blutdruckanstieg oder -abfall. *Viele Drogen sind selbst MAO-Hemmer (insb. Ecstasy) und dürfen auf keinen Fall mit anderen Drogen kombiniert werden!* Manche Medikamente sind

MAO-Hemmer (Beipackzettel lesen!) und können in Verbindung mit Drogen zu lebensgefährlichen Blutdruckkrisen führen.

Gegenmittel: Bei lebensbedrohlichem Blutdruckabfall: „Novadral“ in sehr niedriger Dosierung(!). Besser: Noradrenalin intravenös durch den Notarzt. Bei lebensbedrohlichem Bluthochdruck: „Regitin“. Bei extremer Übererregung und Panik: „Truxal“. Besser: Diazepam („Valium“) in sehr niedriger Dosierung.

Drogengebrauch – Drogenmißbrauch

Vom Recht auf Rausch

Wir leben in der westlichen Welt in einem Kulturraum, in dem der größte Teil der Bevölkerung psychoaktive Substanzen – und damit Drogen – regelmäßig konsumiert. So leben z.B. nur wenige Menschen vollständig koffeinfrei, kaum einer möchte auf die anregende Tasse Kaffee oder Tee am Morgen und während der Arbeitszeit verzichten.
Koffein fällt jedoch rechtlich unter die Gefahrenstoffverordnung; sehr hohe Dosen (reinen) Koffeins können sogar tödlich wirken. In Chemie und Wirkung ist Koffein den harten Drogen Speed (Amphetaminderivate) und Kokain verwandter als die meisten Menschen wissen (möchten). Das in kleinen Dosen harmlose Koffein ist jedoch z.B. im Unterschied zum gefährlichen Speed körperlich suchtbildend. Dies macht sich beim Absetzen von Koffein u.a. in Form von Kopfschmerzen bemerkbar. Allerdings stirbt an Tee und Kaffee kaum jemand, an Speed und Kokain schon eher.
Ähnliche Parallelen lassen sich zwischen Beruhigungsmitteln und Opiaten oder auch Alkohol herstellen.
Alkohol und Nikotin sind beide körperlich und seelisch suchtbildend und fordern jährlich um ein Vielfaches mehr Todesopfer, als alle anderen Drogen zusammengenommen. Dennoch ist bekannt, daß es in unserem Kulturraum Alkohol- und Zigarettenkonsumenten gibt, die mit diesen Drogen maßvoll umgehen können, nicht süchtig werden und keinerlei schädliche Folgen auf sich nehmen müssen.
Untersuchungen haben gezeigt, daß es kaum eine Kultur gibt, in der nicht sozial eingebunden und rituell Rauschmittel kon-

sumiert werden. Fast unabhängig von den verwendeten Substanzen, ist das Verhältnis der kontrollierten Benutzer zu den Abhängigen offensichtlich überall ähnlich. Dies gilt selbst für so harte Drogen wieKokain oder Opiate. Warum manche Menschen süchtig werden und andere nicht, ist eine bis heute nicht vollständig geklärte Frage.

Die oft geäußerte Vermutung, daß körperliche Abhängigkeit suchtbildender als psychische Abhängigkeit ist, erweist sich als folgenschwerer Irrtum: So ist z.B. Kokain körperlich nicht suchtbildend, während bei Heroin dies in extremen Maße der Fall ist. Die Chancen, Kokainabhängigkeit zu heilen, scheinen jedoch kaum größer als bei Heroin.

Rauschzustände zu erleben, scheint ein menschliches Grundbedürfnis zu sein, was sich z.B. schon beim Verhalten kleiner Kinder zeigt, die sich im Kreis drehen oder Karussel fahren, bis ihnen schwindelig wird, oder die absichtlich die Luft anhalten, bis sie halluzinieren.

Spätestens seit der Alkoholprohibition in den USA sollte eigentlich auch bekannt sein, daß eine restriktive Drogenpolitik das Gegenteil von dem erreicht, was sie beabsichtigt. Jeder, der eine bestimmte Droge konsumieren will, wird dies mit hoher Wahrscheinlichkeit auch tun, unabhängig davon, ob ihm der Gesetzgeber die Erlaubnis dazu erteilt oder nicht.

Die Entkriminalisierung des Haschischkonsums in den Niederlanden hat dagegen nach Untersuchungen der Regierung anscheinend zu einem deutlichen Rückgang im Gebrauch geführt: Nur noch etwa halb so viele Niederländer rauchen Haschisch als in der Zeit, da dies strafrechtlich verfolgt wurde, meint das Untersuchungsergebnis.

Der Autor ist der Ansicht, daß durch das Verbot von Rauschmitteln das Interesse an ihnen eher noch geschürt wird und eine Zulieferer- und Beschaffungskriminalität erzeugt wird, die es bei einer kontrollierten Abgabe (z.B. unter ärztlicher

Aufsicht) nicht gäbe. Auch wenn sich hier ein Wandel abzeichnet, so ist die derzeit gültige Rechtslage so zu akzeptieren, wie sie nun einmal ist.
Dessen ungeachtet muß Menschen geholfen werden, die sich in Lebensgefahr gebracht haben, selbst wenn sie durch Drogenkonsum ihren Zustand selbst „verschuldet" haben. Zu fast allen Drogen bestehen in der Öffentlichkeit und selbst unter Fachärzten erhebliche Informationsdefizite: Der Anwender weiß nicht recht, wie er beim Rauschmittelkonsum unnötige Risiken vermeiden kann, der behandelnde Arzt ist allzu oft unfähig angemessen zu informieren und die richtigen Gegenmittel zu verabreichen.
Jeder, der Rauschmittel nimmt, um high zu werden, sollte folgendes bedenken: Gelegentlicher, kontrollierter Konsum gibt Dir die Chance (nicht die Gewißheit!), daß Du in den Zustand gerätst, den Du erreichen möchtest. Dauereinnahme läßt die Wirkung immer mehr abstumpfen und sehr unangenehme Effekte (Sucht, Hirnschäden, Gedächnisstörungen, Wahnvorstellungen und Angstzustände, etc.) in wachsendem Maße in den Vordergrund treten.

Keine Droge macht Dich bei einmaligem Gebrauch unwiderbringlich süchtig.
Keine Droge ist so harmlos, daß Du sie sicher ohne Schaden permanent konsumieren kannst.

Sicherheitsmaßnahmen für Fixer

Wenn Du selbst drückst (Drogen spritzt) und schon länger auf harten Drogen bist, wirst Du vermutlich trotzdem daran interessiert sein, noch eine Weile am Leben zu bleiben.
Die Dir bekannten Hauptrisiken beim Drücken sind: schlagartige, oft tödliche Überdosis, giftige Streckmittel, die ungefiltert in den Körper gelangen und Infektionen (Gelbsucht, Aids) durch verseuchtes Spritzbesteck. Der sicherste Weg die Risiken zu minimieren, ist das Umsteigen auf (Folien)-Rauchen: Infektionen sind damit weitgehend ausgeschlossen und giftige Streckmittel werden z.T. zerstört.
Wenn Du Dich für unfähig hälst, auf das Drücken zu verzichten, solltest Du wenigstens folgende Sicherheitsmaßnahmen beachten: Spritze nur Zeug, das Du genau kennst, bzw. von dem Du genau weißt, daß es andere ausprobiert und vertragen haben. Setze den ganzen Schuß nicht auf einmal, wenn Du Dir nicht sicher bist, wie sauber und stark die Droge ist: Drücke erst die halbe Spritze und warte ein paar Minuten, wie stark die Droge wirkt. Wenn alles o.k. ist, kannst Du den Rest immer noch nachschieben, wenn nicht, bist Du froh, nicht zuviel erwischt zu haben.
Daß Du ausschließlich sauberes, steriles Besteck verwenden darfst, sollte eigentlich klar sein. Wenn Du meinst unbedingt drücken zu müssen und kein sauberes Besteck zur Verfügung steht, reinige Spritze und Nadel sehr gründlich mit heißem Wasser und Spülmittel, das tötet mit einiger Wahrscheinlichkeit Krankheitserreger (insb. HIV) ab. Wenn Du noch einen Rest an Vernunft zusammenbringst, solltest Du aber auf jeden Fall dafür sorgen, daß immer nur sterile Spritzen und Nadeln verwendet werden. Viele alte User sind inzwischen auf das Rauchen umgestiegen, was sicherlich die am wenigsten gefähr-

liche Form ist, Heroin zu konsumieren. Gefährlicher, aber immer noch besser als das Drücken ist das „Sniefen“.

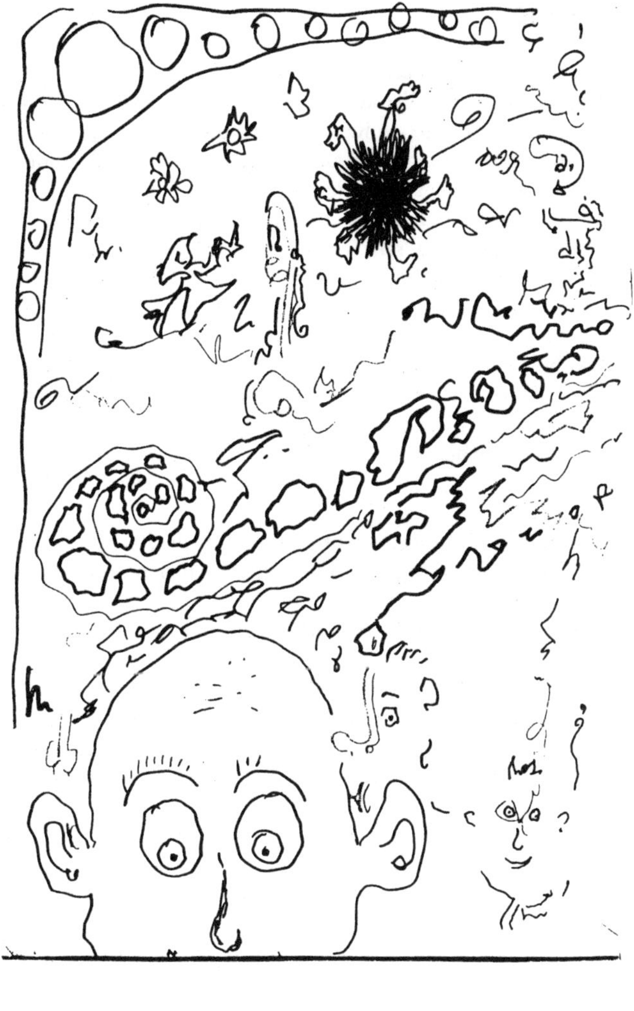

Alkohol

Chemische Kurzbezeichnung: Äthylalkohol, Äthanol.
Allgemeine Gefährlichkeit: mäßig bis lebensgefährlich. Alkohol ist die verbreitetste Rauschdroge, die direkt oder indirekt (Straßenverkehr) sehr viel mehr Tote fordert, als alle anderen Drogen zusammengenommen.
Gesundheitliche Risiken bei einmaliger Einnahme: Bei mäßiger Dosierung sehr gering, obwohl bei entsprechender (seltener) Veranlagung auch schon kleinste Mengen zum Ausbruch von Psychosen und Epilepsie führen können. Die tödliche akute Dosis liegt beim Nicht-Alkoholiker bei ca. 300 ml Alkohol; eine Menge, die mit einer Ein-Literflasche Schnaps schon überschritten ist. Bei Kindern liegt die tödliche Dosis noch sehr viel niedriger.
Gesundheitliche Risiken bei Dauereinnahme: Bauchspeicheldrüsenentzündung, Krebs, Epilepsie, Leberzirrhose, Hirnschäden.
Gefährliche Wechselwirkungen mit anderen Substanzen: Alkohol und Beruhigungsmittel verstärken sich gegenseitig in ihrer Wirkung.
Unerwünschte mögliche Wirkungen: Disphorie, Erbrechen, lebensbedrohliche Vergiftung.
Gegenmittel: Chloretiazol bei Delirium tremens, das sonst häufig tödlich endet. Darf nur vom Arzt verabreicht werden! Bei akuter Vergiftung: Notarzt, Elementarhilfe. Behandlung wie bei einer Schlafmittel- (Beruhigungsmittel-) vergiftung, insbesondere, wenn der Kranke bewußtlos ist.
Hinweis an den Notarzt: Bei Alkoholvergiftung mit psychotischen, aggressiven Schüben scheint sich die i.m. Injektion einer Mischung von Apomorphin und Norfenefrin à 0,01 g bewährt zu haben.
Obwohl die mit allergrößtem Abstand häufigsten Drogenver-

giftungen auf Alkohol zurückzuführen sind, tritt gewalttätiges, wahnhaftes Verhalten nicht allzu oft auf. Die ärztliche Erfahrung mit solchen Fällen ist daher gering, zumal hier meist die Polizei und nicht der Arzt einschreitet.

Anabolika

Chemische Kurzbezeichnung: Anabole Steroide.
Allgemeine Gefährlichkeit: mäßig bis lebensgefährlich.
Gesundheitliche Risiken bei einmaliger Einnahme: sehr gering.
Gesundheitliche Risiken bei Dauereinnahme: Sehr hoch: Impotenz, Leber- und Prostatatumore. Krankhafte Veränderungen des Fettstoffwechsels. Bewußtseinstrübungen, Selbstüberschätzung und Größenwahn.
Gefährliche Wechselwirkungen mit anderen Substanzen: nicht bekannt.
Unerwünschte mögliche Wirkungen: Gesteigerte Aggressivität, Größenwahn, Konzentrationsstörungen, Haarausfall. Ansonsten s. „Dauereinnahme“.
Gegenmittel: Absetzen, Leberaufbaupräparate.

Chinin, Chinidin

Allgemeine Gefährlichkeit: hoch bis lebensgefährlich, gelegentliches Streckmittel bei Heroin. Wird gelegentlich von ehemaligen Heroinbenutzern als Ersatzdroge gebraucht.
Gesundheitliche Risiken bei einmaliger Einnahme: bei sehr hoher Dosierung lebensgefährlich. Allerdings wurden in den letzten 15 Jahren nach Auskunft von Experten sowohl in der BRD als auch in den Niederlanden keine lebensbedrohlichen Chininbeimengungen bei Heroin gefunden.
Gesundheitliche Risiken bei Dauereinnahme: bei sehr hoher Dosierung lebensgefährlich, Übelkeit, Erbrechen, Herzrasen oder Herzschlagverminderung, Übererregung bis hin zur Bewußtlosigkeit, Taubheit, Nierenschäden.
Gefährliche Wechselwirkungen mit anderen Substanzen: Nikotin (Zigaretten).
Unerwünschte mögliche Wirkungen: Tod durch Herzstillstand und zentrale Atemlähmung.
Gegenmittel: Kreislaufhilfe, Sauerstoffzufuhr, bei Herzrhythmusstörungen: „Alupent". Bei Krämpfen Diazepam („Valium"). Vitamin A und B1 in hohen Dosen.

Ecstasy

Chemische Kurzbezeichnung: MDMA, MMDA, MDEA.
Andere Bezeichnungen und Substanzen mit ähnlicher Wirkung: MDA, Safrol, XTC, Cadillac, Adam, E.
Allgemeine Gefährlichkeit: gering, wenn nicht mehr als 50 Milligramm genommen werden. Dosen über 150 Milligramm können recht unangenehme Effekte haben und sind nicht ungiftig.
Über keine Droge gehen die Ansichten gegenwärtig weiter auseinander als bei Ecstasy. Vielfach wird über sehr tiefgehende, positiv lebensverändernde Erfahrungen berichtet. Von vielen Psychotherapeuten wird der hohe Therapiewert dieser Substanz bestätigt. Entsprechend stark sind die Bestrebungen, eine Re-Legalisierung zu erreichen. Nach Ansicht des Autors macht allerdings der möglicherweise hohe Wert als Therapeutikum Ecstasy noch lange nicht zu einer harmlosen Partydroge! Obwohl schon seit Jahrzehnten immer wieder auf dem Drogenmarkt angeboten, hat sich Ecstasy erst in letzter Zeit durchsetzen können. Auch dies ist ein zumindest bedenkenswerter Umstand. Wer mit dieser verbotenen Substanz unbedingt experimentieren will, sollte sich das Buch „Ecstasy“ von Saunders/Walder, Verlag Ricco Bilder, Zürich, besorgen, in dem alle bekannten Für und Wider dieser umstrittenen Substanz kompetent und unvoreingenommen beschrieben werden.
Gesundheitliche Risiken bei einmaliger Einnahme: gering, wenn nicht überdosiert wird. Bei Überdosen hast Du nur noch reine Speed-Effekte und vergiftest Dich dafür umso mehr. Bei unsachgemäßer Einnahme (vor allem in Verbindung mit Alkohol) und/oder Überdosierung kann ein monatelanger (!) Kater die Folge sein. Ecstasy ist ein MAO-Hemmer und sollte nicht mit anderen Drogen und MAO-Hemmern kombiniert werden, da sonst gefährliche Kreislaufkrisen die Folge sein können. Zuckerkranke, Herzkranke, Menschen mit „grünem Star“, Bluthochdruck und Unterzuckerung haben gute Chancen, mit Ecstasy eher unangenehme Erfahrungen

zu machen. Keine Kapseln oder Tropfen kaufen (sind eh kaum noch auf dem Markt), nur Pillen nehmen, die andere schon getestet und gut vertragen haben.

Alles deutet darauf hin, daß es auch bei reinem Ecstasy „bad trips" mit Atemnot, Angstzuständen u.ä. geben kann. *Frische Luft und persönliche Zuwendung (in den Arm nehmen, beruhigen durch Reden und Streicheln) sind hier oft die schnellste und wirkungsvollste Hilfe. Dies gilt für alle „Drogenkoller", für Ecstasy jedoch in ganz besonderem Maße.*

Gesundheitliche Risiken bei Dauereinnahme: Ecstasy entspricht in chemischer Hinsicht einer Verbindung aus Speed und MDA, die beide erwiesenermaßen hirnschädigend sind. Man nimmt eine ähnliche Wirkung deshalb auch von dieser Droge an. Leberschäden sind möglich. Asthma, Allergien, Störungen des Kurzzeitgedächtnisses und des Kreislaufes sind nachgewiesen. Ecstasy wirkt im Gehirn als kurzzeitiger Serotoninblocker. Serotonin greift maßgeblich in unser seelisches Gleichgewicht ein. Zu häufiger Ecstasy-Konsum kann die körpereigene Serotoninproduktion drosseln, sodaß u.a. schwere Depressionen mittelfristige oder Langzeitfolge sein können. Suicidfälle sind belegt. ***Das größte Risiko bei der Daueinnahme scheint zu sein, daß Ecstasy individuell sehr unterschiedlich gut vertragen wird und erwünschte Dosis und Überdosis extrem eng beieinander liegen.***

Da Ecstasy bekanntlich in der Techno-Szene konsumiert wird, in der man exzessiv tanzt, kann es zum „Hitzetod" durch Flüssigkeitsmangel und Überanstrengung kommen. Hauptproblem scheint jedoch zu sein, daß „sauberes" Ecstasy nur sehr schwer herzustellen ist. Untersuchungen in der BRD haben ergeben, daß die allermeisten Ecstasy-Proben gar keine sind, oder mit hochgiftigen anderen Stoffen verseucht sind. Der Autor weiß von einem Amsterdamer Hinterhof-Labor, das zwei Jahre experimentierte, bis die erste saubere MDMA-Synthese gelang. Nicht alle Drogenhersteller arbeiten so gewissenhaft! Mittlerweile (1995) scheint sich die Situa-

tion geändert zu haben: Freiwillige Qualitätskontrollen, sowie die schwer streckbare Darreichung in Tablettenform, haben nach Auskunft verschiedener Bundeskriminalämter und niederländischer Behörden zu einem sehr hohem Reinheitsgrad der Ware geführt.
Inzwischen (1999) enthalten allerdings nur noch ca. 20 % aller als Ecstasy angebotenen Pillen reines MDMA oder einen gleichwertigen Wirkstoff. Da die zur Ecstasy-Herstellung benötigten Chemikalien in den Niederlanden (der allergrößte Teil des in Deutschland verkauften Ecstasy stammt von dort) inzwischen streng kontrolliert werden und der Einkaufspreis extrem angestiegen ist, sind viele Hersteller auf Ersatzchemikalien umgestiegen. Die Ergebnisse sind unvorhersehbar, die Wirkungen auf den Menschen auch. Versuchskaninchen sind die Raver auf ihren Techno-Partys. Kommt es zu Problemen (Vergiftungen, Lähmungen, etc.), wird das Produkt vom Markt genommen und etwas neues probiert. „Knallt" das neue Produkt, wird eifrig weiter prodzuziert. Ansonsten sind zahllose Fälschungen und Verfälschungen auf dem Markt. Wer noch Glück im Unglück hat, erwischt reines Speed (Amphetamin, Methamphetmin), aber es wurden auch schon Fliegenpilzextrakt, Atropin und sogar das lebensgefährlich giftige Strychnin gefunden.
Auch die Hersteller sind zum großen Teil selbstmörderische Schweine, anders kann man das wohl nicht nennen: Es fallen tonnenweise (!) gefährliche Abfallchemikalien an, die hemmungslos in der freien Natur entsorgt werden. Wer ein wenig Umweltbewußtsein hat, sollte sich heutzutage schon aus diesem Grund den Konsum der Droge zweimal überlegen. Außerdem befinden sich die meisten illegalen Labors in Wohnungen, in denen oft Laien (!) mit hochexplosiven Substanzen hantieren. Es ist wohl nur eine Frage der Zeit, bis da der erste Wohnblock in die Luft fliegt. Von den Idealen der Loveparade-Generation ist ein solches Geschäftsgebaren so weit entfernt wie die menschenverachtende Einstellung der Heroinpusher im großen Stil von den Träumen der Hippie-Zeit.
Ecstasy und MDMA ist dasselbe, auch MMDA und MDEA, zwei

eng verwandte Substanzen mit ähnlichen Wirkungsbild, werden als Ecstasy angeboten.
Bei den meisten Menschen dauert es ca. 6 Wochen, bis sich das Gehirn vollständig von den Nachwirkungen von Ecstasy erholt hat. Manche können es anscheinend jedes Wochenende nehmen, andere bekommen schnell eine „weiche Birne“ oder gar Psychosen. Keiner weiß bis jetzt, ob sich diese Schäden mit der Zeit zurückbilden oder nicht. In der englischen „Raver-Szene“ werden exzessive Ecstasy-Dauerkonsumenten gelegentlich als „Zombies“, aufgrund ihrer Gehstörungen, hervorquellenden Augen, etc. bezeichnet.
Gefährliche Wechselwirkungen mit anderen Substanzen: MDMA sollte, wenn schon, dann als einzige Droge eingenommen werden. Die beliebte Kombination mit Cola, Kokain oder Speed reduziert die eigentliche Ecstasy-Wirkung auf ein Aufputschmittel und erhöht unnötig das Gesundheitsrisiko.
Unerwünschte mögliche Wirkungen: Krämpfe, Angstzustände, Halluzinationen (bei Überdosierung), extrem langer Kater, asthmatische und epiletische Anfälle, Kreislaufstörungen, Psychosen, Hitzewallungen, extremes Schwitzen, Augenzittern, Atemstörungen, extreme Schwindelgefühle, permanentes Erbrechen, Depressionen, Selbstmordneigungen.
Gegenmittel: Aus der Disco sofort an die frische Luft und Elektrolyte („Isostar“) verabreichen, da Ecstasy einerseits dem Körper Flüssigkeit entzieht, andererseits das gesteigerte Flüssigkeitsbedürfnis durch körperliche Anstrengung (Tanzen) nicht mehr wahrgenommen wird. Bei Angstzuständen und Krämpfen kann Diazepam („Valium“) in niedriger(!) Dosis versucht werden. Da die Wirksamkeit von Beruhigungsmitteln verstärkt wird, sollte man mit 5 bis maximal 20 mg auskommen. Bestehen weiterhin Krämpfe, Angstzustände und extrem erweiterte Pupillen, sollte alle 20 Minuten eine weitere „Valium 10“ gegeben werden. Neben Elektrolyten sollten auch reichlich Traubenzucker und Vitamin B-Kompex (Bierhefe) verabreicht werden.

Fentanyl

Allgemeine Gefährlichkeit: Je nach Variante 10 – 7500mal gefährlicher als Heroin. Wird in wachsendem Maße als Streckmittel für schlechtes Heroin verwendet. In den USA und unter deutschen Narkoseärzten als „synthetisches Heroin" in Gebrauch.
Gesundheitliche Risiken bei einmaliger Einnahme: lebensgefährlich, da Überdosierungen nicht kontrollierbar sind.
Gesundheitliche Risiken bei Dauereinnahme: lebensgefährlich, extrem herzschädigend, extrem suchtbildend.
Gefährliche Wechselwirkungen mit anderen Substanzen: Alkohol, Schlafmittel, Beruhigungsmittel, Nachtschattendrogen, Scopolamin, s.a. Heroin.
Unerwünschte mögliche Wirkungen: Tod durch Herzstillstand und Atemlähmung.
Gegenmittel: Naloxon, Narcanti, Lorfan, notfalls Speed, s.a. Heroin.

Haschisch

Chemische Kurzbezeichnung: Cannabis (indica).
Andere Bezeichnungen und Substanzen mit ähnlicher Wirkung: Dope, Hasch, Shit, Grass, Marihuana.
Allgemeine Gefährlichkeit: gering.
Gesundheitliche Risiken bei einmaliger Einnahme: sehr gering, oft sogar keinerlei Wirkung; sehr selten Ausbruch latenter psychischer Krankheiten; Kreislaufkollaps; darf nicht von Personen mit Herzfehlern genommen werden! Die sicherste Einnahmeform ist das Rauchen, da hier die Wirkungsintensität am besten abgeschätzt werden kann. Essen („Haschkuchen") ist vermutlich die gesündeste Einnahmeform, birgt aber ein sehr hohes Risiko der Überdosierung in sich. Hier sind Kreislaufkollaps und Bewußtseinstrübungen oft schon vorprogrammiert. Wer Haschisch essen möchte, sollte sich vorsichtigst an die geeignet Dosis herantasten und sich dessen bewußt sein, daß die Wirkung oft erst nach zwei Stunden einsetzt, um dafür 8 – 14 Stunden anzuhalten! Bei oraler Aufnahme liegen unwirksame Unterdosierung und unerwünschte Überdosis eng beieinander.
Gesundheitliche Risiken bei Dauereinnahme: gering.
Gefährliche Wechselwirkungen mit anderen Substanzen: Alkohol, Kreislaufmittel.
Unerwünschte mögliche Wirkungen: Kreislaufkollaps, selten auch Angstzustände.
Gegenmittel: Bei Kreislaufkollaps: Füße hochlegen, etwas Koffein (Kaffee), blutdrucksteigernde Medikamente, falls nötig. Besser: Guarana geben, da dies den Puls nicht weiter beschleunigt, sondern senkt. Bei oraler Überdosierung: Erbrechen auslösen, falls nicht bereits starke Bewußtseinstrübungen eingesetzt haben. Kreislaufsteigernde Medikamente („Novadral") geben. Keine Panik! Der Zustand kann bestenfalls für

schwer Herzkranke lebensbedrohlich sein. Es ist bis heute kein Fall von direkter Todesfolge durch Haschischeinwirkung bekannt.

Heroin

Chemische Kurzbezeichnung: Opiate.
Andere Bezeichnungen und Substanzen mit ähnlicher Wirkung: Morphium, H, M, O, smack, Horse, Junk.
Allgemeine Gefährlichkeit: Bei entsprechender Überdosierung tritt der Tod durch Atem- und Kreislauflähmung unmittelbar ein!
Gesundheitliche Risiken bei einmaliger Einnahme: Falls keine Überdosis und sauberes Material genommen wird, minimal. Bedingung ist jedoch „sauberes" Heroin, das es auf dem Markt praktisch nicht gibt.
Gesundheitliche Risiken bei Dauereinnahme: Extreme körperliche Abhängigkeit, Herzerkrankungen, Persönlichkeitszerfall, Tod durch Entzugserscheinungen oder Überdosis.
Gefährliche Wechselwirkungen mit anderen Substanzen: Heroin darf unter keinen Umständen mit Schlafmitteln, Alkohol und/oder Psychopharmaka kombiniert werden, die Wirkungen sind unberechenbar und oft tödlich. Insbesondere bei der „beliebten" Kombination mit Rohynol oder auch Benzodiazepinen („Valium") ist das Risiko einer lebensbedrohlichen Atemlähmung stark erhöht.
Unerwünschte mögliche Wirkungen: bereits nach 1 – 2 Wochen Dauergebrauch körperliche Abhängigkeit, der man sich immer weniger entziehen kann, mit den bekannten Folgen: Prostitution und Beschaffungskriminalität.
Gegenmittel: Bei Überdosis: „Naloxon", intravenös. Notfalls Speed oder Adrenalin. Bei Atemlähmung hast Du nur etwa 3,5 Minuten Zeit, bevor der Hirntod einsetzt.
Wenn kein Gegenmittel vorhanden: künstlich beatmen, bis Notarzt eintrifft.
Entzug: Diazepam, Kodein. Apomophin scheint nach Auskunft ehemaliger User und diverser Ärzte das akute Entzugs-

syndrom binnen 48 Stunden symptomarm beseitigen zu können.

Neu und wichtig: Aus eigener Erfahrung weiß ich, daß Ephedrin den „Affen“ erstaunlich gut wegdrückt und den Entzug erheblich verkürzt, weil das Gift schneller aus dem Körper kommt. Ephedrin wird in Deutschland kaum noch verschrieben, obwohl es, gerade verglichen mit Methadon, ziemlich harmlos ist. Viele User berichten, daß ihnen GHB beim Entzug auch da geholfen hat, wo alles andere versagte. GHB wird in Deutschland nur ungern verschrieben, und die meisten Narkoseärzte können nichts damit anfangen. Allerdings lassen sich über das Internet sog. GHB-Kits, wo die Mischung zweier Chemikalien (ist kinderleicht) das erwünschte Produkt ergibt, bestellen.

Gängigste Streckmittel: Koffein, Paracetamol, Milchzucker.

Hexendrogen (Nachtschattengewächse)

Chemische Kurzbezeichnung: Atropin, Scopolamin, Hyscyamin, Mandragorin.
Andere Bezeichnungen und Substanzen mit ähnlicher Wirkung: Bilsenkraut, Stechapfel, Tollkirsche, Alraune, Mandragora.
Allgemeine Gefährlichkeit: mäßig – sehr hoch; Hexendrogen belasten Herz und Kreislauf in extremen Maße, gewünschte Dosis und Überdosierung liegen unberechenbar eng beieinander. Herzkranke dürfen keine Hexendrogen nehmen!
Gesundheitliche Risiken bei einmaliger Einnahme: mäßig bis hoch; es kann zu lebensbedrohlichen Kreislaufkrisen kommen. Der Rausch ist oft recht delirös und löst gelegentlich beim Beobachter mehr Angst aus als beim Vergifteten.
Solange das Herzkreislaufsystem funktioniert, besteht keine direkte körperliche Gefahr. Oft angsterfülltes Aufschrecken beim Übergang in die narkotische Schlafphase. Beruhigend auf den Berauschten einreden. Sich nicht durch Lallen, Umhertorkeln und permanente Stimmungswechsel irritieren lassen. Positive Verstärkung mit dem Hinweis, daß der Zustand bald überwunden ist, immer wieder wiederholen, bis der Notarzt eintrifft.
Gesundheitliche Risiken bei Dauereinnahme: hoch – sehr hoch.
Der Dauergebrauch von hochdosierten Hexendrogen führt zu geistiger Zerrüttung und Verblödung. Aufgrund der starken Nebenwirkungen wird es jedoch nur wenige Daueranwender geben.
Gefährliche Wechselwirkungen mit anderen Substanzen: Sollte nicht mit anderen Substanzen kombiniert werden, insb. nicht mit Aufputschmitteln, da sich hier die Herzkreislaufstörungen massiv verstärken können. Opiate in sehr niedriger

Dosierung und Haschisch (wenn geraucht) scheinen die kritischen Nebenwirkungen bis zu einem gewissen Grad zu unterdrücken.

Unerwünschte mögliche Wirkungen: Starkes Vergiftungsgefühl, Mundtrockenheit, Herzrasen, Kreislaufzusammenbruch, Krämpfe, Angstzustände, Halluzinationen der ekelhaften Art.

Gegenmittel: bei Krämpfen: Diazepam („Valium"), Herzrasen: Beta-Blocker.

Hinweis an den Notarzt: Krämpfe, Angstzustände, psychotische Schübe etc. **unter keinen Umständen(!) mit Haloperidol („Haldol") oder vergleichbaren Neuroleptica behandeln.** Es gibt diverse genau dokumentierte Fälle, die eine extreme Zustandsverschlechterung nach der Gabe von „Haldol" ergaben. Dieser Hinweis ist deshalb notwendig, da eine Nachtschattendrogenvergiftung ähnliche Erscheinungsformen wie eine Psychose aufweist. Hier wird als Standardmittel „Haldol" gegeben.

Kaffee, Tee

Chemische Kurzbezeichnung: Koffein.
Andere Bezeichnungen und Substanzen mit ähnlicher Wirkung: Kola-Nuß, Guarana, Cola-Getränke, Tee, Mate.
Allgemeine Gefährlichkeit: gering bis mäßig.
Gesundheitliche Risiken bei einmaliger Einnahme: sehr gering.
Gesundheitliche Risiken bei Dauereinnahme: Herz- und Kreislaufschäden möglich; Störungen des vegetativen Nervensystems.
Gefährliche Wechselwirkungen mit anderen Substanzen: Atropin, Speed, alle Substanzen, die die Herzschlagfrequenz erhöhen.
Unerwünschte mögliche Wirkungen: Schlafstörungen, Gereiztheit, im Extremfall Halluzinationen und Koordinationsstörungen, Angstzustände, Auslösung von Psychosen, körperliche und seelische Abhängigkeit.
Gegenmittel: Falls nötig leichte Beruhigungsmittel wie Melisse, Baldrian und Hopfen. Bei extremen Angstzuständen Diazepam („Valium“) in niedriger Dosierung.

Kokain

Chemische Kurzbezeichnung: Kokain
Andere Bezeichnungen und Substanzen mit ähnlicher Wirkung: Koks, Schnee, Charlie (veraltet).
Allgemeine Gefährlichkeit: mittel; auch bei Extremdosen sehr selten Lebensgefahr; äußerst selten kommen gefährliche Allergien vor.
Gesundheitliche Risiken bei einmaliger Einnahme: kaum; Angstzustände möglich.
Gesundheitliche Risiken bei Dauereinnahme: Völlige psychische Abhängigkeit, Zerrüttung des Vegetativen Nervensystems, Verfolgungswahn, Psychose. Dauer-User tendieren zu Waffengebrauch und unberechenbaren Reaktionen.
Gefährliche Wechselwirkungen mit anderen Substanzen: Darf nicht mit MAO-Hemmern zusammen genommen werden, tödlicher Bluthochdruck möglich!
Unerwünschte mögliche Wirkungen: Angstzustände, Verfolgungswahn, Impotenz, Größenwahn.
Gegenmittel: 20 – 80 mg Diazepam („Valium"), jeweils 20 mg (zwei Tabletten „Valium 10") alle 15 Minuten bei „Speed-Koller", bis Beruhigung eintritt. Zusätzlich: Alpha-Rezeptorenblocker, wie z.B. Tolazolin, Fluspirilen („Imap") 1 Ampulle intramuskulär durch den Notarzt.
Hinweis: Reines Kokain ist fast nie im Handel, gängige Streckmittel sind Lidocain, Ephedrin, Koffein, Borax, Milchzucker und Speed.

LSD

Chemische Kurzbezeichnung: Lysergsäure-diäthylamid 25.
Andere Bezeichnungen und Substanzen mit ähnlicher Wirkung: Acid, Trips, Halluzinogene Pilze („Zauberpilze"), Magic-Mushrooms, Prunkwindensamen, LSA, Meskalin, San Pedro und verwandte Kakteen.
Allgemeine Gefährlichkeit: extrem von der Umgebung, Stimmung, psychischen Verfassung und Anlage abhängig! Bei sachgemäßer Anwendung unter Betreuung eines erfahrenen und vertrauenswürdigen Users keinerlei körperliche oder seelische Gefährdung. Bei ungeeigneten Einnahmebedingungen und/oder entsprechender Veranlagung kann in seltenen Fällen völliger Realitätsverlust eintreten, im Extremfall: Angstzustände, Ausbruch von Psychosen. Diese Risiken wurden nach Ansicht des Autors in der Vergangenheit etwas übertrieben betont. Mancher Horrortrip ist sicherlich auf entsprechende „Angstmache" in den Medien zurückzuführen. Bei keiner Droge sind die psychischen Umstände so wichtig wie bei LSD und verwandten Halluzinogenen. Scheinbar Nebensächliches kann darüber entscheiden, ob man im Himmel oder in der Hölle landet! Nach Ansicht des Autors ist gerade bei dieser Substanzgruppe die richtige Umgebung, d.h. echte Freunde (!), angenehme Musik, etc. von nicht zu überschätzender Bedeutung. So gering wie das körperliche Risiko ist, so gefährlich können Halluzinogene für psychisch Kranke und Menschen in einer Persönlichkeitskrise sein.
Wer anderen ohne ihr Wissen „zum Spaß" Halluzinogene verabreicht, handelt in höchstem Maße verantwortungslos und kriminell.
Gesundheitliche Risiken bei einmaliger Einnahme: bei sachgemäßer Anwendung keine. Bei Schwangeren können Wehen oder gar Fehlgeburten ausgelöst werden. LSD löst bei Frauen

häufig die Periode aus. Wer LSD und ähnliches ausprobieren will, sollte sich unbedingt in der entsprechenden Fachliteratur ausführlich informieren! Empfehlung: Die Bücher von Hoffmann, Grof und Leuner. Es ist unwahrscheinlich, daß LSD köperlich gefährliche Effekte haben kann. Der Einfluß auf die Seele ist jedoch überaus mächtig. Entsprechend respektvoll sollte man mit dieser Substanz umgehen.

Gesundheitliche Risiken bei Dauereinnahme: bei sachgemäßer Anwendung keine. Auch psychisch stabile Personen sollten nicht öfter als einmal pro Woche Halluzinogene nehmen. In Krisen- und Belastungsphasen sollte dies noch wesentlich seltener geschehen, da hier massive seelische Verletzungen möglich sind.

Gefährliche Wechselwirkungen mit anderen Substanzen: Darf nicht zusammen mit MAO-Hemmern (manche Antidepressiva, Yohimbim, Ecstasy) genommen werden, da (selten) lebensgefährlicher Bluthochdruck möglich.

Unerwünschte mögliche Wirkungen: „Horrortrips", Wahn- und Angstvorstellungen, Ausbruch latenter psychischer Erkrankungen. Bei Frauen können unerwartet Regelblutungen ausgelöst werden.

Gegenmittel: 10 – 40 mg Diazepam („Valium") beenden jeden normaldosierten LSD-Trip zuverlässig. In der Regel reichen jedoch **hochkonzentriertes Zuckerwasser und seelischer Zuspruch** aus. Panikzustände können meist durch beruhigende Worte mit dem Hinweis, daß man sich unter dem Einfluß einer Droge befindet, der in kurzer Zeit wieder vorbei sein wird, beendet werden. Körperliche Bewegung, Änderung der Musik, ein Spaziergang mit Freunden in der Natur etc. können ebenfalls hilfreich sein. Bei keiner Droge sind die Umstände der Einnahme, Set & Setting, für Erfolg oder „Horror" von größerem Einfluß.

Schlafmittel

Chemische Kurzbezeichnung: Barbiturate.
Allgemeine Gefährlichkeit: Bei vorschriftsmäßiger Einnahme gering, obwohl Allergien mit tödlicher Schockfolge nicht ausgeschlossen sind. Ab 10 – 15facher Überdosierung besteht Lebensgefahr durch Sauerstoffunterversorgung bzw. Atemlähmung.
Gesundheitliche Risiken bei einmaliger Einnahme: bei vorschriftsmäßiger Einnahme sehr gering.
Gesundheitliche Risiken bei Dauereinnahme: Seelische und körperliche Abhängigkeit, fortschreitende Schlaf- und Bewußtseinsstörungen.
Gefährliche Wechselwirkungen mit anderen Substanzen: Alkohol, Opiate, Beruhigungsmittel und Psychopharmaka.
Unerwünschte mögliche Wirkungen: Tod durch Sauerstoffunterversorgung, Abhängigkeit.
Gegenmittel: Falls noch keine Bewußtlosigkeit eingetreten ist, die eingenommene Dosis erfragen. Erbrechen nur dann auslösen, wenn noch keine allzu starke Benommenheit eingesetzt hat. Nur im äußersten Notfall (keinerlei Arzt erreichbar) Selbsttherapie mit Aufputschmitteln (Kaffee, Speed) und Kreislaufpräparaten („Novadral").
Bei Bewußtlosigkeit: Reflextest (s. Elementarmaßnahmen) Bauch- oder Seitenlage zur Freihaltung der Atemwege. Falls die Atmung nicht ausreichend tief ist (blaue Lippen): Beatmung. Unbedingt Notarzt rufen!

Speed

Chemische Kurzbezeichnung: Methamphetamin, Amphetamin und Amphetaminderivate.
Andere Bezeichnungen: Crystal, Crank.
Allgemeine Gefährlichkeit: mittel bis hoch; auch bei Extremdosen selten Lebensgefahr; äußerst selten kommen gefährliche Allergien vor. Tod durch Streckmittel (Strychnin) und unsaubere Herstellung möglich.
Gesundheitliche Risiken bei einmaliger Einnahme: mäßig; Angstzustände möglich; unsauberes Material kann Vergiftungserscheinungen hervorrufen. Bluthochdruckkranke dürfen kein Speed nehmen, da dies den Blutdruck weiter erhöht.
Gesundheitliche Risiken bei Dauereinnahme: Völlige psychische Abhängigkeit, Zerrüttung des vegetativen Nervensystems, Verfolgungswahn, Psychose. Dauer-User tendieren zu Waffengebrauch und unberechenbaren, cholerischen bis gewalttätigen Reaktionen.
Entzugserscheinungen in Form von Angstzuständen und schwersten Depressionen, die viele Monate andauern können.
Gefährliche Wechselwirkungen mit anderen Substanzen: Darf unter keinen Umständen mit MAO-Hemmern (siehe dort) zusammen genommen werden, tödlicher Bluthochdruck möglich!
Unerwünschte mögliche Wirkungen: Angstzustände, Bluthochdruck, Herzschäden, Verfolgungswahn, Impotenz, Größenwahn; möglichweweise nichtumkehrbare Schäden am Herzen und Gehirn.
Gegenmittel: 20 – 80 mg Diazepam („Valium“), jeweils 20 mg (zwei Tabletten „Valium 10“) alle 15 Minuten bei „Speed-Koller“, bis Beruhigung eintritt. Zusätzlich: Alpha-Rezeptorenblocker, wie z.B. Tolazolin, Fluspirilen („Imap“) 1 Ampulle intramuskulär durch den Notarzt.

Streckmittel

Bei jeder illegal erzeugten Droge gehst Du bei Kauf und Einnahme zwei Risiken (außer der Droge selbst) ein:

1. Die Droge ist gestreckt, also mit manchmal sehr giftigen Stoffen „verlängert".
2. Die Droge enthält herstellungsbedingte Verunreinigungen, die ebenfalls sehr giftig sein können.

Natürlich können schlimmstenfalls beide Punkte gleichzeitig der Fall sein.
Völlig saubere Drogen gibt es auf dem Schwarzmarkt praktisch nicht, außer es handelt sich um originalverpackte offizielle Medikamente (z.B. Morphium), die illegal verkauft werden.
Bei Haschisch und Marihuana ist die Wahrscheinlichkeit gefährlicher Streckmittel für Kenner gleich null, da dies die einzigen Substanzen sind, bei denen sich das Panschen einerseits wirtschaftlich kaum lohnt, andererseits vom Käufer via Augenschein und Rauchtest sehr schnell erkannt werden kann.
LSD ist nur selten gestreckt und dann mit amphetaminartigen Substanzen, die eine leicht veränderte, intensivierte Wirkung hervorrufen, jedoch kaum nennenswerten Schaden anrichten können.
Allerdings ist der LSD-Herstellungsprozeß sehr schwierig, und es finden sich immer wieder Trips auf dem Markt, die wohl Mischprodukte einer nur partiell gelungenen Synthese darstellen. Die Wirkung ist hier manchmal ein wenig „seltsam", ohne jedoch zu gesundheitlichen Sorgen Anlaß zu geben.
Über ernsthafte gesundheitliche Schäden durch unsauberes LSD ist bis heute in Europa nichts bekannt geworden.
Das größte Risiko ist, daß man etwas völlig anderes als LSD

verkauft bekommt. Meist handelt es sich um Fälschungen, die außer Pappe oder Gelantine gar nichts enthalten. Hier gilt, wie bei allen illegalen Drogen: Du mußt Dich auf Deinen „Dealer“ verlassen können, wenn Du nicht zusätzliche unkalkulierbare Risiken eingehen möchtest.
Bei Speed, Kokain, und Heroin führt kein Weg an der Tatsache vorbei, daß diese Stoffe kaum sauber auf dem Markt sind und es auch für den erfahrenen Benutzer nur wenige Möglichkeiten eines Reinheitstests gibt.
Am sinnvollsten wäre es, wenn man bei uns dem Beispiel einiger amerikanischer Staaten und der Niederlande folgen würde, Anwender Proben anonym analysieren lassen zu können. Per Telefon, nach Angabe einer Codenummer, wird ihnen dann das Ergebnis mitgeteilt.
Bis sich eine derartige Praxis bei uns durchgesetzt hat, bleibt Dir nichts anderes übrig, als genau darauf zu achten, was Du von wem kaufst.

Strychnin

Allgemeine Gefährlichkeit: Lebensgefährliche Droge und Streckmittel, vor allem bei Heroin.
Gesundheitliche Risiken bei einmaliger Einnahme: Lebensgefahr.
Gesundheitliche Risiken bei Dauereinnahme: Lebensgefahr.
Gefährliche Wechselwirkungen mit anderen Substanzen: Opiate(!), Koffein, das ebenfalls ein „beliebtes" und gefährliches Streckmittel bei Heroin ist, Kampfer.
Unerwünschte mögliche Wirkungen: Krämpfe, Übererregung des Nervensystems, Sauerstoffunterversorgung, Atemlähmung.
Gegenmittel: Atemhilfe, bei starken Krämpfen Diazepam („Valium"). Nach Ende der Krämpfe reichlich zuckerhaltige Flüssigkeit zuführen. Diuresetherapie im Krankenhaus!

„Valium“, Diazepam

Chemische Kurzbezeichnung: Diazepam.
Andere Bezeichnungen und Substanzen mit ähnlicher Wirkung: Psychopharmaka, Benzodiazepine.
Allgemeine Gefährlichkeit: bei richtiger Anwendung gering. Diazepam („Valium“) wird in dieser Broschüre bei einer Vielzahl von Vergiftungen als Gegenmittel angeführt. Dies bedeutet jedoch keinesfalls, daß es sich hier um eine harmlose Substanz handelt! Nicht umsonst sprach man früher vom „Gegengift“: Ein Gift hebt die Wirkung des anderen (im Idealfall) auf. „Valium“ ist ein stark wirkendes Psychopharmakon mit erheblichem Suchtpotential. Allzu häufig entziehen sich Junkies Heroin mit „Valium“, um von dieser legalen Droge um so abhängiger zu werden. Vielfach wird berichtet, daß der Valiumentzug noch quälender als der Heroinentzug ist!
Von allen Benzodiazepinen scheint Diazepam jedoch das mit am wenigsten schädliche zu sein. Insbesondere von „Lexotanil“ habe ich schon von verschiedensten Seiten (u.a. Krankenhauspersonal) übelstes gehört, was Sucht und Entzug angeht. Die neuen Benzodiazepine werden sehr gerne verschreiben, nicht weil sie besser sind als die „alten“, sondern weil an Valium aufgrund des abgelaufenen Patentschutzes nicht mehr viel verdient wird. Von allen Psychopharmaka sind die Benzodiazepine noch am ehsten zu vertreten, Barbiturate und Neuroleptika sind dagegen echte Bewußtseins- und Gehirnkiller!
Gesundheitliche Risiken bei einmaliger Einnahme: gering.
Gesundheitliche Risiken bei Dauereinnahme: extrem suchtbildend, das physische Suchtpotential liegt noch über dem des Heroins!
Gefährliche Wechselwirkungen mit anderen Substanzen: Wirkungspotentierung durch Alkohol, andere Psychopharmaka und Heroin, mit möglicher Atemlähmung.

Unerwünschte mögliche Wirkungen: Suchtbildung, psychotische Zustände nach dem Absetzen bei Dauergebrauch, extreme Reaktionsbeeinträchtigung. Blutdrucksenkung und Kreislaufreduzierung bis hin zur Atemlähmung.
Gegenmittel: Kaffee, Speed. Adrenalin durch den Notarzt.

Stichwortliste – Querverweise

Die folgende Liste soll helfen, die gesuchte Substanz so schnell wie möglich zu finden. Eine große Reihe von Drogen wirken ähnlich und können auch auf vergleichbare Weise behandelt werden. **Die Querverweise bedeuten also keineswegs, daß es sich hier um identische Stoffe handelt.**

A	selten gebrauchte Abkürzung für Amphetamin = Speed
Amphetamin	Speed
Aphrodisiaka	praktisch alle Drogen werden auch als Aphrodisiaka versucht, insb. Speed und Kokain
Appetithemmer	Speed
Äther	nur noch sehr selten als Droge gebraucht, akute Behandlung ähnlich wie bei Barbituraten
Barbiturate	Schlafmittel
Bilsenkraut	Nachtschattendrogen, **Hexendrogen**
Cannabis	**Haschisch**
Crack	Kokain, mit Backpulver verschnitten und rauchbar gemacht, sehr gefährlich
Crank	Speed
Crystal	Speed
Datura	Nachtschattendrogen, Hexendrogen
Designer Drogen	alle synthetischen Drogen, in der BRD vor allem **Ecstasy**
Devils Weed	Nachtschattendrogen, **Hexendrogen**
Engelstrompete	Nachtschattendrogen, **Hexendrogen**
Ephedrin	s. **Speed**
E	**Ecstasy**, MDMA

Fliegenpilz	
Freebase Cocaine	s. **Kokain**, rauchbar gemachtes Kokain, durch Entfernung des Basenanteils, wird fälschlich mit dem ungleich giftigeren Crack gleichgesetzt
Freebase Speed	s. **Speed**
Genuß-Drogen	verharmlosende Bezeichnung für Alkohol und Zigaretten
Glass	rauchbares **Speed**, s. dort. Sehr gefährlich und zum Glück selten in der BRD
H	s. **Heroin**
Hexensalben	Nachtschattendrogen, **Hexendrogen**
Ice	s. **Speed**
Kodein	s. **Heroin**
M	Abkürzung für Morphin, s. **Heroin**
Magic Mushrooms	Zauberpilze, s. **LSD**
MDA	s. Ecstasy
Meskalin	s. **LSD**
Methamphetamin	s. **Speed**
MMDA	s. **Ecstasy**
Morphium	s. **Heroin**
O	Abkürzung für Opium, s. **Heroin**
Ololiuqui	s. **LSD**
Opiate	s. **Heroin**
Opium	s. **Heroin**
Psilocybin	s. **LSD**
Rohypnol	Schlafmittel und Heroinersatz, s. bei diesen Kapiteln
Stechapfel	Nachtschattendrogen, **Hexendrogen**
Tollkirsche	Nachtschattendrogen, **Hexendrogen**
Wahrheitsseren	**Hexendrogen**, insb. Scopolamin
Weckamine	s. **Speed**

Richi Moscher, Jahrgang 1950, kam in Frankreich zur Welt, wuchs in den Niederlanden und der BRD auf. Er studierte Medizin, Psychologie, Statistik und Wissenschaftstheorie. Seit dem 12. Lebensjahr Erfahrungen mit Haschisch und LSD. Inzwischen hat er alle in diesem Büchlein beschriebenen Drogen – wie es sich für einen ernsthaften Forscher gehört – in zahlreichen Selbstversuchen & als Versuchskaninchen ausführlich getestet; sowohl die akuten wie auch die chronischen Effekte; mehrjähriger Kokain- und Speedkonsum, zahlreiche Experimente mit Hexendrogen. Durch unbefriedigende Erfahrungen mit Notärzten persönliche Beschäftigung mit den allgemein wenig bekannten Wechselwirkungen verschiedener Drogen, sowie eine intensive Auseinandersetzung mit körperlichen und seelischen Suchtsymptomen und ihrer Überwindung. Moscher entwickelte daraus ein Verfahren, das bei psychisch und sozial stabilen Persönlichkeiten den nahezu symptomfreien Heroinentzug ermöglicht. Heute arbeitet er hauptsächlich als Psychotherapeut und Lebensberater.

Ein kostenloses zweiseitiges Informationsblatt über Moschers Entzugsverfahren erhält man auf schriftliche Anfrage gegen 1 DM Rückporto vom Verlag zugesandt.

WEITERE MEDIENXPERIMENTE, IM SELBEN VERLAG ERSCHIENEN:

DER BUNDESMINISTER FÜR GESUNDHEIT

DAS BETÄUBUNGSMITTEL-GESETZ

Edition RauschKunde

Wie versucht der Staat seine Bürger vor sich selbst zu schützen? Welche Strafandrohungen kriminalisieren Millionen von Mitbürgern, die glauben, ihr Gehirn & Körper gehören ihnen? Welchen Spielraum haben Richter, den Konsum von Genußmitteln wie Haschisch strafrechtlich zu bewerten? Welche Substanzen fallen unter das BtmG? Immer auf dem neuesten Stand. **52 Seiten, ISBN 3-930442-06-X, 10 DM**

MADAME X.

DER BLANKE HORROR

FRAUEN ALS OPFER DES AMERIKANISCHEN WAR-ON-DRUGS

Der Grüne Zweig 181

Wenn nicht Stellen aus amtlichen Dokumenten angegeben wären, wo man die hier geschilderten Schicksale nachprüfen könnte, man würde nichts davon glauben. In den USA sitzen ungezählte Frauen zwischen 10 Jahren und lebenslängl. im Knast, nur weil sie sich weigern, ihre Väter, Ehemänner und Söhne vor Gericht in Drogenvergehen zu belasten. Mittelalterliche Sippenhaft in übelster Form im Land der 'Mutigen & Freien'. "Ausgezeichnet & absolut wahr. Die Ungerechtigkeit ist einfach unerträglich." *Dr. Reinhold Aman (Maledicta)* **ReEducation, ISBN 3-925817-81-6, 5 DM**

RONALD RIPPCHEN

MEIN URIN GEHÖRT MIR

HANFGENUSS, DROGENSCREENING, URINKONTROLLEN UND (UN?-)SICHERHEIT AM STEUER & AM ARBEITSPLATZ

Edition RauschKunde

Warum darf man den Führerschein behalten, wenn man einen Kasten Bier im Kofferraum hat? Bei einem Stück Rauchhanf im Handschuhfach ist man ihn los. Auch, wenn man bei einer Urinkontrolle positiv auffällt, obwohl der Hanfgenuß schon Wochen her sein kann. **Aus dem Inhalt:** Kontrollmethoden: Urinkontrolle und Haaranalysen + Was wir von Drogentests halten, NORML + Zur Verkehrsproblematik: Studienergebnisse und Vergleiche + Die Gesetzesrealitäten: Verbote und aktuelle Urteile + Tips der Grünen Hilfe + Drogenscreenings in den Betrieben ... Informieren Sie sich, bevor auch Sie ganz trendgerecht für ihren Arbeitsplatz probepissen müssen, sonst sind wir bald alle in einer ganz beschissenen Situation. **128 Seiten, ISBN 3-930442-13-9, 15 DM**

GRÜN-ALTERNATIVES JUGENDBÜNDNIS (GAJB)

DROGENPOLITISCHES GRUNDSATZPROGRAMM

EDITION RAUSCHKUNDE

Unter den Gründern der Grünen gab es viele Kiffer. Heute stimmt die Partei, gelähmt von Sachzwängen, für das Verbot von Hanfsamen. Drogenpolitik ist vielschichtig und wird meist emotional diskutiert. Die meisten Forderungen erscheinen nebulös, wenn man sie hinterfragt. Meist bleibt unklar, was z. B. die Forderung nach einer „Legalisierung" konkret bedeuten soll. Gleichzeitig steigt der Problemdruck. Mit diesem drogenpolitischen Grundsatzprogramm versucht das Fachforum Drogen des Grün-Alternativen Jugendbündnisses die Debatte zu konkretisieren und zu versachlichen.
Das beste Legalisierungs-Papier, das ich je gesehen habe. " *Ronald Rippchen*

ISBN 3-930442-41-8, 40 S., 5 DM

RÜDIGER BLOEMEKE

DER ANFANG VOM UNTERGANG DES ABENDLANDES

WIE DIE ROCKUMSIK NACH DEUTSCHLAND KAM

DER GRÜNE ZWEIG 201

Entgegen populärer Mythen waren die 50er bei uns die Jahre der deutschen Schnulzen, der engstirnigen Moralvorstellungen, das Jahrzehnt der Spießbürger, die großteils dem Nazi-Mief nachtrauerten. Rock 'n' Roll? Von denKanzeln wurde dagegen gewettert, in der Schule vor ihm gewarnt, die Presse verteufelte ihn, und daheim setzte es Prügel, wenn man beim Hören von „Feindsendern" erwischt wurde. Rocksingles stellten eine dreiminütige Erlösung aus der Langeweile und Ödnis eines subalternen bürgerlichen Lebens dar. Jugendliche, die sich zum Rock 'n' Roll bekannten, machten sich zu Außenseitern und wollten auch welche sein. Rüdiger Bloemeke schildert hier, wie es die Rockmusik schaffte, trotz Widerständen der heimischen Plattenindustrie und ohne Werbung in unser Spießerland Einzug zu halten. **ISBN 3-9322708-01-3, 5 DM**

Inhaltsverzeichnis

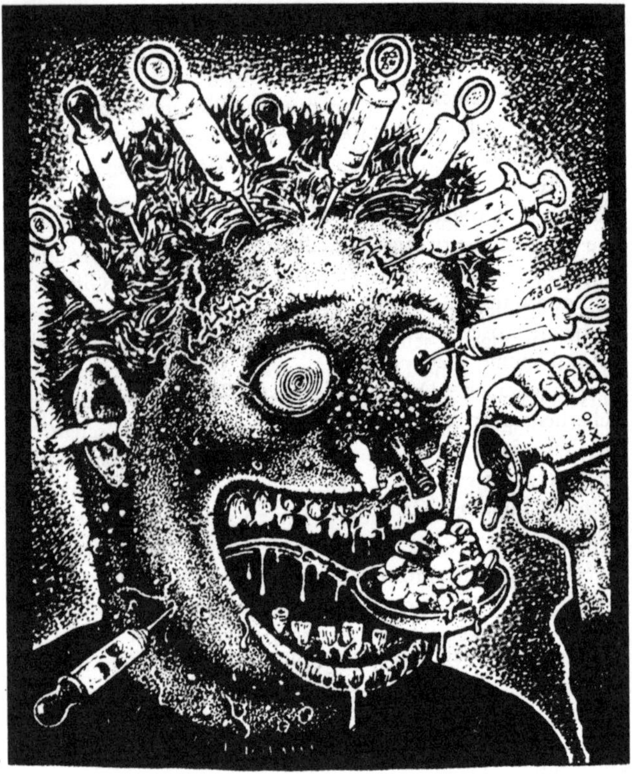